前　言

　　养生保健是指在中医药理论指导下，通过各种调摄保养的方法，增强人的体质，提高人体正气对外界环境的适应能力和抗病能力，使机体的生命活动处于阴阳和谐、身心健康的最佳状态。

　　《中医养生保健技术操作规范》（以下简称《规范》）是我国用于指导和规范传统中医养生保健技术操作的规范性文件。编写和颁布本《规范》的目的在于为目前众多的保健医师与保健技师提供技术操作规程，使日趋盛行的中医养生保健技术操作更加规范化、更具安全性，从而使之更好地为广大民众的健康服务。

　　《规范》是国家中医药管理局医政司立项的养生保健规范项目之一，于2008年12月正式立项。2009年1月，中华中医药学会亚健康分会在北京成立《中医养生保健技术操作规范》编写委员会，组成如下：名誉主任马建中，主任委员许志仁，副主任委员桑滨生、李俊德、曹正逵、孙涛；总审定张伯礼，总主编孙涛，副总主编朱嵘、刘平、樊新荣，编委（按姓氏笔画排序）马建中、孙德仁、孙建华、孙涛、朱嵘、许志仁、李俊德、刘平、张伯礼、张维波、忻玮、杨晓航、庞军、贺新怀、桑滨生、徐陆周、曹正逵、彭锦、雷龙鸣、樊新荣。编写委员会设计论证了《规范》整体框架，首先组织编撰《膏方》部分作为样稿，并对编写体例、内容、时间安排和编写过程中可能出现的问题进行了讨论。2009年4月，《膏方》初稿完成并提请邓铁涛、余瀛鳌、颜德馨等著名中医专家审定。2009年5月，中和亚健康服务中心组织召开《规范》编撰论证会，同时对编写内容进行了分工并提出具体要求。《规范》由中医养生保健技术领域权威专家编写。每一具体技术规范以权威专家为核心形成编写团队，并广泛听取相关学科专家意见，集体讨论后确定。2009年8月，召开《规范》编撰截稿会议，编写委员会就编写过程中存在的一些专业问题进行了沟通交流，广泛听取了相关学科专家意见，为进一步的修订工作奠定了良好的基础。2009年12月，《规范》8个部分的初稿编写工作完成，以书面形式呈请国家中医药管理局"治未病"工作咨询组专家王永炎、王琦、郑守曾、张其成等审阅。2010年1~4月，听取标准化专家就中医养生保健技术标准化工作的建议，讨论了初稿编写过程中存在的问题和解决的措施。2010年5~8月，经过多次沟通交流，编写委员会根据标准化专家意见，反复修改完善了编写内容和体例，之后将有关内容再次送请标准化专家审订。2010年9月，初稿修订完成并在北京召开了审订工作会议。根据审订工作会议精神，结合修订的参考样本，参编专家对《规范》进行了认真修改并形成送审稿。之后，编写委员会在综合专家建议的基础上对部分内容进行了进一步讨论和修改，并最后定稿。

　　《中医养生保健技术操作规范》包括以下8个分册：

　　《中医养生保健技术操作规范·脊柱推拿》

　　《中医养生保健技术操作规范·全身推拿》

　　《中医养生保健技术操作规范·少儿推拿》

　　《中医养生保健技术操作规范·膏方》

　　《中医养生保健技术操作规范·砭术》

　　《中医养生保健技术操作规范·艾灸》

　　《中医养生保健技术操作规范·药酒》

　　《中医养生保健技术操作规范·穴位贴敷》

本《规范》依据 GB/T 1.1-2009《标准化工作导则　第 1 部分：标准的结构和编写》编制。

本《规范》由中华中医药学会提出并发布。

本《规范》由中华中医药学会亚健康分会归口。

《规范》审定组成员：许志仁、桑滨生、李俊德、王琦、沈同、孟庆云、郑守曾、徐荣谦、刘红旭、刘平。

王永炎、邓铁涛、颜德馨、余瀛鳌、张其成等专家对《规范》进行了审订并提出许多宝贵意见，在此一并表示感谢。

引　言

　　艾灸是主要在人体相应部位施行相应灸法的一种治疗和养生方法，它是中医针灸疗法的重要组成部分，是在中医经络、腧穴理论的指导下，借助现代医学理论知识，治疗疾病和预防疾病的一种方法，艾灸同时也适合健康人群的保健。艾灸主要通过温热刺激经络穴位达到调节气血运行、脏腑功能、阴阳平衡的作用。艾灸具有如下特点：以中医学理论为基础，体现了脏腑经络理论在临证治疗中的应用；艾灸疗法多样，疗效显著；适应证广泛，但是也有相对严格的禁忌症；辨病施法，辨证调治，有的放矢。

　　本《规范》的编写和发布，对于规范艾灸的概念及其操作有着重要的指导意义，适于广大针灸保健从业人员使用。

　　本分册主要起草单位：江苏省中医院。

　　本分册主要起草人：孙建华、王和生、糜中平、刘兰英。

艾　灸

1　范围

　　本规范规定了艾灸的术语和定义、作用和适应范围、操作方法、注意事项、禁忌、施术过程中可能出现的不良反应及处理措施。

　　本规范适用于对各级各类医院及保健机构艾灸养生保健技术临床操作的规范管理，指导相关医师及保健人员正确使用传统中医艾灸方法。个人自行进行灸疗保健，也可以此作为参照。

2　术语和定义

　　下列术语和定义适用于本规范。

2.1　艾灸 moxibustion

　　是用艾绒或药物为主要灸材，点燃后放置在腧穴或病变部位，进行烧灼和熏熨，借其温热刺激及药物作用，温通气血、扶正祛邪，以防治疾病的一种外治方法。

2.2　艾炷 moxa-cone

　　是将艾绒做成一定大小的圆锥形艾团。

2.3　艾条 moxa-stick

　　指用艾绒卷成的圆柱形长条，根据艾绒内是否添加其他药物，一般分为清艾条和药艾条。

2.4　直接灸 direct moxibustion

　　用黄豆或枣核大小的艾炷直接放在穴位上施灸的方法，根据刺激量的不同分为化脓灸和非化脓灸，从而起到养生保健的作用。

2.5　间接灸 indirect moxibustion

　　是相对于直接灸而言，即艾炷不直接接触穴位，在艾炷与穴位之间隔上某种药物施灸的方法，故又称之为隔物灸。

2.6　晕灸 fainting during moxibustion

　　受术者在接受艾灸过程中发生晕厥的现象，表现为头晕，目眩，恶心，呕吐，心慌，四肢发凉，血压下降等症状，重者出现神志不清，二便失禁，大汗，四肢厥逆，脉微欲绝。

3　作用和适应范围

3.1　作用

3.1.1　温经通络、祛湿散寒

3.1.2　升阳举陷、回阳固脱

3.1.3　消瘀散结、拔毒泄热

3.1.4　预防疾病、保健强身

3.2　适应范围

　　艾灸对于内科疾病、骨伤科疾病、妇科及儿科疾病，以及各种痛证，感觉、运动功能障碍都有很好的预防保健效果。常灸命门、关元、气海、中脘、足三里等穴，还可强身保健。

4　操作方法

4.1　基本操作顺序

4.1.1　体位选择

　　常用体位：仰卧位、侧卧位、俯卧位、仰靠坐位、俯伏坐位。

4.1.2　施灸顺序

　　施灸的顺序，临床上常见先灸上部，后灸下部，先灸背部，后灸腹部，先灸头身，后灸四肢，先灸阳经，后灸阴经。施灸壮数先少后多，施灸艾炷先小后大。

4.1.3 施灸手法

施灸手法的补泻，需根据辨证而定，虚者宜补，实者宜泻。

4.2 常见操作方法

4.2.1 温和灸

4.2.1.1 操作步骤

将艾条燃着一端，对准应灸的腧穴部位或患处，约距离皮肤 2~3cm，进行熏灸。

对于局部感觉减退的受术者或少儿，施术者可将食中两指置于施灸部位两侧，这样可以通过施术者手指的感觉来测知受术者局部受热程度，以便随时调节施灸距离，掌握施灸时间，防止烫伤。

4.2.1.2 操作时间

每次灸 10~15 分钟，以施灸部位出现红晕为度。每日 1~2 次，一般 7~10 次为 1 疗程。

4.2.1.3 适应证

主要用于腰腿痛、风寒湿痹、肘劳、漏肩风、面瘫、胃痛、腹痛、泄泻、咳嗽、哮喘、心悸、胎位不正等及其他多种慢性病的防治，还常用于保健灸。

4.2.2 雀啄灸

4.2.2.1 操作步骤

取清艾条或药艾条 1 支，将艾条燃着端对准所选穴位，采用类似麻雀啄食般一起一落、忽近忽远的手法施灸，给以较强烈的温热刺激。

亦有以艾条靠近穴位灸至受术者感到灼烫提起为 1 壮，如此反复操作，每次灸 3~7 壮。不论何种操作，都以局部出现深红晕湿润或受术者恢复知觉为度。

4.2.2.2 操作时间

每穴灸 10~15 分钟，以施灸部位出现红晕为度。

4.2.2.3 适应证

主要用于感冒、急性疼痛、高血压病、慢性泄泻、网球肘、脱肛、前列腺炎的防治以及某些少儿急慢性病证等的预防保健。

4.2.3 回旋灸

4.2.3.1 操作步骤

平面回旋灸，将艾条点燃端先在选定的穴区或患部熏灸测试，至局部有灼热感时，即在此距离做平行往复回旋施灸。

螺旋式回旋灸，即将灸条燃着端反复远离穴区或病灶最近处，由近及远呈螺旋式施灸。

4.2.3.2 操作时间

每次灸 20~30 分钟，以施灸部位出现红晕为度。

4.2.3.3 适应证

主要用于病损表浅而面积大者，如神经性皮炎、牛皮癣、股外侧皮神经炎、皮肤浅表溃疡、带状疱疹、褥疮的防治，对骨性关节炎及面神经炎也有较好的防治效果。

4.2.4 齐灸

4.2.4.1 操作步骤

多艾条齐灸法：取艾条 2~3 支，同时点燃一端。如为 3 支，右手拇、食指及中、无名指各挟持 1 支，左手拇、食指挟持 1 支。同时在所选的穴位及上下施灸。艾灸距皮肤 1~2cm 施灸。

单艾条施灸法：将单支艾条的一端点燃，对准选定的穴位施灸，再在穴位循经路线上，每个穴位上下各 1cm 处再进行施灸。

4.2.4.2 操作时间

每次灸 10~15 分钟，以施灸部位出现红晕为度。

4.2.4.3 适应证

主要用于风寒湿痹证、痿证的防治。

4.2.5 实按灸

4.2.5.1 操作步骤

在施灸部位铺上棉纸10层左右或棉布5～7层。取雷火针两支，均点燃一端，将其中一支作为备用，另一支以握笔状执住艾条，正对穴位，紧按在棉纸或棉布上，稍留1～2秒，使温热之气抵达皮肤，至病者觉烫不可忍，略提起艾条，待热减后再次按压。

4.2.5.2 操作时间

每次灸20～30分钟，以施灸部位出现红晕为度。

4.2.5.3 适应证

主要用于风寒湿痹、痿证、腹痛及泄泻等的防治。

4.2.6 温针灸

4.2.6.1 操作步骤

先取长度在1.5寸（0.30mm×40mm）以上的毫针，刺入穴位得气。

在留针过程中，于针柄上或裹以纯艾绒的艾团，或取长约2cm艾条，套在针柄之上，无论艾团、艾条，均应距皮肤2～3cm，再从其下端点燃施灸。

4.2.6.2 操作时间

每次灸20～30分钟，以施灸部位出现红晕为度。

4.2.6.3 适应证

主要用于寒盛湿重，经络壅滞之证，可缓解关节痹痛、肌肤不仁等。

4.2.7 灯火灸

4.2.7.1 操作步骤

点穴：根据疾病选定穴位后，用色笔做上记号。

燃火：取3～4cm长的灯心草将一段浸入油中，施术者点燃灯心草的上1/3处。

爆淬：将燃火缓慢移向腧穴，停瞬间后，待火焰稍大，快速地接触穴位。

4.2.7.2 操作时间

以施灸部位出现红晕为度。

4.2.7.3 适应证

本法适用于各科病证，如头痛、胃痛、腰痛、痹证、疝气、外感、鼻衄的防治，对痄腮、疳积、惊厥、呃逆等更为常用。

5 注意事项

实施艾灸前要全面了解受术者整体状况，明确诊断，做到有针对性；准备好施术时所需要的器材、用品等；指导受术者采取合适的体位；加强与受术者之间的交流，使其解除不必要的思想顾虑。

施术过程中施术者要全神贯注，艾灸操作要保持合适的温度，以受术者感觉舒适为佳，并且认真观察受术者的反应情况，必要时调整艾灸的角度及距离。

施术后受术者宜卧床休息5～10分钟，不宜马上进行剧烈运动。

6 禁忌

6.1 禁灸部位

部分在头面部或重要脏器、大血管附近的穴位，应尽量避免施灸或选择适宜的灸法，特别不宜用艾炷直接灸。另外，孕妇少腹部禁灸。

6.2 禁忌病证

凡高热、大量吐血、中风闭证及肝阳上亢头痛，一般不适宜用灸法。

6.3　禁忌人群

对于过饱、过劳、过饥、醉酒、大渴、大惊、大恐、大怒者，慎用灸法。

7　施术过程中可能出现的不良反应及处理措施

7.1　不良反应

实施艾灸过程中可能出现胸闷、心慌、晕厥、皮肤瘙痒、刺痛、水泡等不良反应。

7.2　处理措施

7.2.1　根据体质和病情选用合适的灸法

以受术者的病情、年龄、体质等决定施灸量的多少。

若要选用化脓灸时，一定要征得受术者的同意，并在病历上记录、签字。

7.2.2　晕灸现象处理

立即停止艾灸，让受术者平卧于空气流通处，松开领口，给予温白糖水（糖尿病者慎用）或温开水，闭目休息即可。对于猝倒神昏者，可以针刺水沟、十宣、中冲、涌泉、百会、气海、关元、太冲、合谷等穴以急救。

7.2.3　水泡处理

施灸后皮肤出现红晕是正常现象，若艾火热力过强，施灸过重，皮肤易发生水泡。如果水泡较大用消毒针刺破后消毒，防止感染，数日内可痊愈，1个月内局部可能留有色素沉着。